AF454917

DISCOURS

DE M. J.-P. BEULLAC.

IMPRIMERIE DE MAD. JEUNEHOMME-CRÉMIÈRE,
RUE HAUTEFEUILLE, N° 20.

DISCOURS

PRONONCÉ

A L'OCCASION DE L'OUVERTURE

D'UN COURS ÉLÉMENTAIRE

D'ÉTUDES MÉDICALES,

D'APRÈS L'ENSEIGNEMENT MUTUEL,

Le 3 Novembre 1820;

PAR J.-P. BEULLAC,

Docteur en médecine de la faculté de Paris, membre de plusieurs sociétés savantes, etc.

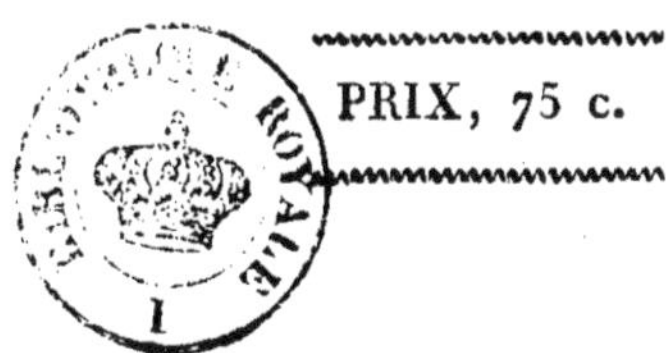

PRIX, 75 c.

PARIS,

Chez les Principaux Libraires de l'École de Médecine.

1820.

DISCOURS

DE M. J.-P. BEULLAC.

MESSIEURS,

De jour en jour s'agrandit le domaine de l'intelligence, et l'on peut présager sans crainte que les connaissances humaines ne feront plus de marche rétrograde; on vit cependant à des époques fameuses, succéder plusieurs siècles de médiocrité et de barbarie, mais la cause même de cette dégradation, assure un sort contraire aux siècles à venir.

Le génie n'est pas de tous les temps; il brille et disparaît le même jour, pour ne plus se reproduire qu'après une longue suite d'années: semblable au météore qui, à travers les ombres de la nuit, éblouit le ciel et la terre de sa clarté fugitive; son existence n'est qu'éphémère, il s'évanouit et laisse aux ténèbres l'empire de l'univers.

Ainsi, sur les pas du génie, l'ignorance reprendrait toujours dans le monde sa tranquille possession, si l'art ne savait recueillir, fixer, et perpétuer sa lumière.

C'est à nos siècles modernes qu'il était réservé de perfectionner cette création ingénieuse, dont Cadmus, le premier, fit connaître l'usage aux antiques phéniciens. L'imprimerie de nos jours s'est emparée des débris de trente siècles, et les a tellement multipliés, qu'ils parviendront sans naufrage à la postérité la plus reculée ; et déjà, de tous côtés, on forme d'immenses réservoirs où l'on accumule avec les anciennes toutes les nouvelles découvertes.

Sa compagne inséparable, et son égale au moins pour l'utilité, l'éducation perfectionne, et peut seule nous faire connaître les grands bienfaits de l'imprimerie; sitôt que le jeune cerveau de l'enfant est capable de recevoir les impressions extérieures, de les retenir, de les comparer, un sage directeur l'enrichit presqu'à l'aurore de sa vie, des trésors scientifiques et littéraires qu'un grand homme souvent n'a connu qu'au déclin de ses jours. De là, notre jeune nourrisson des muses, avec toutes les lumières de son prédécesseur, marche à la découverte de nouveaux secrets qui, jusque là sans doute, ont échappé aux recherches infructueuses de l'observation. Il les trouve et les ajoute au champ intarissable des connaissances; ainsi, successivement les erreurs se détruisent, et la lumière jaillit de jour en jour plus vive du sein des ténèbres.

Avec une rapidité progressive l'esprit humain s'avance vers sa perfection, et notre siècle a vu des progrès si sensibles et si grands, qu'il n'a pas manqué de se parer du titre fastueux sans doute de siècle des lumières, puisque dans l'hypothèse de la marche progressive de l'intelligence, les générations futures s'arracheront successivement, pendant bien des siècles encore, le trône de la supériorité.

Dans le cadre plus ou moins avancé des connaissances humaines, la branche qui nous occupe n'est pas moins fertile que toute autre en considérations intéressantes et instructives. La première, par la grandeur et la nonoblesse de ses intentions, la médecine ne marche inférieure à aucune autre science, par la hauteur et la perfection de ses lumières. Autrefois en butte aux traits, peut-être mérités, de la satire et du ridicule, elle devient aujourd'hui l'objet de la vénération des peuples. Dégagée du charlatanisme et de la pédanterie de l'école, elle appelle à son secours le flambeau sûr et fidèle du raisonnement et de la philosophie, et par cet heureux alliage, elle reprend sur toutes les professions cette supériorité d'intérêt, d'estime et d'utilité que lui assignent les vœux de la nature et les bénédictions de la plus intéressante partie de la société, les bénédictions de l'humanité souffrante et régénérée.

Si, grossière et simple encore dans son enfance, la médecine mérita, chez l'antiquité païenne, des autels, des vœux et de l'encens, quelle sera donc sa récompense dans un siècle où elle fleurit avec tant d'éclat, illustrée par des succès rapides, constans et journaliers? C'est au nom de l'illustre Desault que se rattache l'époque de la régénération ou l'ère nouvelle de la médecine en France. Alors, elle s'enrichit d'un grand nombre de découvertes importantes, justifiées aujourd'hui par l'expérience et sanctionnées par l'observation. Bientôt, parut Bichat : enfant de son seul génie, dans l'âge où les autres à peine commencent à penser, Bichat, par ses productions, s'était acquis des droits incontestables à l'immortalité. L'anatomie, sous son scalpel, étudiée, analysée jusque dans ses plus minutieux détails, lui découvrit les secrets d'une saine physiologie, dont les bases servent encore de guide à nos plus éclairés praticiens. M. le professeur Richerand ne contribua pas peu à la dégager des complications obscures et fastidieuses qui entravaient sa marche ; il accéléra son avancement, lui donna un haut degré d'utilité, et lui assigna une place assez élevée parmi les branches diverses qui composent l'édifice médical. Riche de ses propres idées, riche encore des idées d'autrui qu'il semble créer en se les appropriant, ce professeur distingué voulut ranger sous le joug commode d'une exacte et parfaite classification, tous les préceptes de l'art chirurgical. M. le professeur Boyer, dans un ouvrage où il s'élève à de plus hautes considérations, nous donne, avec son illustre confrère, la mesure de cette perfection où tant d'excellens chirurgiens ont porté de nos jours la science des opérations.

La pathologie médicale moins heureuse, moins cultivée, languissait naguère dans une honteuse médiocrité, lorsqu'elle fût tirée de son état stationnaire par cette fameuse nosographie philosophique, où M. le professeur Pinel applique avec tant d'avantages les règles de l'analyse à l'étude et à la pratique de la médecine. Immortelles archives de goût et de génie les lois établies par ce médecin philosophe ferment la carrière à tous les systèmes à venir, renversent tous les systèmes passés, s'élèvent sur leurs débris et leurs ruines et constituent le fondement le plus inébranlable de la pathologie interne.

Les grandes choses naissent des fortes et des bonnes choses; de là, M. le professeur Alibert, trop grand par lui-même pour craindre de profiter des lumières des autres, a pu construire un plan de matière médicale basée sur la division des systèmes et des appareils; le remède, en effet, découle tout naturellement d'une indication lucide et bien déterminée.

Enfin, sans passer en revue tous les ouvrages estimables qui démontrent d'une manière non équivoque le haut degré de perfection de la médecine moderne, je livre à votre admiration les noms fameux de tous les professeurs de notre école, en m'interdisant des éloges qui ne pourraient en rien augmenter une juste célébrité. En tous temps, en tous lieux, quand l'humanité réclamera les secours de l'art, leurs ouvrages seront consultés et leurs opinions suivies.

Mais, au milieu de cet océan de lumières, n'est-il point encore quelque chose que puisse désirer pour le perfectionnement de la science et l'élève et le maître? Ce serait la plus parfaite abnégation de la modestie et du bon sens, de soutenir que la médecine n'a plus rien à faire, et que les races futures ne pourront qu'admirer et jamais dépasser l'ouvrage de leurs illustres prédécesseurs. Tous les jours quelque nouvelle découverte, tout en ajoutant à sa perfection, nous découvre qu'elle est incomplète et perfectible encore dans mille points divers : tel mal réputé incurable trouve une cure radicale et tel autre dont les causes sont ignorées reste inaccessible à toute indication curative.

Avec le monde l'art vieillit; et sa vieillesse plus elle sera prolongée, plus elle se couronnera des avantages incalculables d'une plus mûre observation et d'une plus longue expérience.

Mais ne peut-on accélérer l'amélioration qu'apporte en toutes choses la marche lente et tardive des siècles; on le sait, et nous l'avons déjà dit du consentement universel de tous les peuples civilisés, pour atteindre à ce résultat désirable, le moyen seul facile et possible dépend de l'éducation que de bonne heure, le maître judicieux et profond, donne à l'élève studieux et docile qui doit lui succéder dans la carrière des sciences.

Les impressions de l'enfance se conservent jusqu'à l'extrême vieillesse; les souvenirs bons ou mauvais sont forts et durables; aussi ne saurait-on prendre trop de précautions pour graver dans leur mémoire l'ordre et la vérité en toutes choses.

L'homme déjà mûr par le nombre de ses années ne fait que naître pour la science; il faut le traiter comme tel. La médecine par dessus tout, livrée à tant de faux systèmes tant d'opinions erronées semble réclamer le plus exacte vigilance dans l'instruction de ses jeunes néophytes; or, pour ne parler que de la grande faculté de Paris qui, sur toutes celles de l'Europe, conserve une si prépondérante supériorité, laisse-t-elle quelque chose à désirer sous le rapport de l'enseignement et de ses divers modes? Tout en répondant affirmativement à cette question, nous dirons qu'elle fait tout ce qu'elle doit faire pour sa gloire et son établissement; mais fait-elle tout ce qui entre dans l'intérêt de ses élèves? Non sans doute, et peu de paroles suffiront pour développer ma pensée.

Chaque branche de la médecine voit à sa tête un professeur recommandable, qui s'acquitte avec distinction de la tâche confiée à ses travaux. Du haut de la chaire qu'il a souvent illustrée, il communique à ses auditeurs des réflexions profondes et lumineuses, dont son intégrité et sa haute intelligence garantissent l'exactitude et la vérité; il développe les plus secrets replis de son art, et s'élève jusqu'aux plus sublimes considérations : esprit supérieur! il donne des développemens en harmonie avec l'étendue de ses connaissances et l'élévation de son talent; mais quel est le fruit de sa belle éloquence? l'élève lancé du fond d'un collége dans la faculté, quittant les bancs philosophiques pour venir s'asseoir devant une chaire d'anatomie générale ou de physiologie, pourra-t-il d'abord retirer quelqu'avantage des leçons de son illustre professeur, atteindre à la hauteur de ses idées et le suivre dans sa marche rapide? Je ne le pense pas; auditeur froid et stupide, il se croit transplanté sous un hémisphère inconnu, il voit partout des objets étrangers, des sons bizarres, inintelligibles viennent frapper ses oreilles; l'ennui s'empare de ses sens, et, l'imagination glacée il remet à la prochaine année le bonheur de suivre un cours d'anatomie et de l'entendre: le temps fuit cependant et sa perte est irréparable.

Si l'élève qui se livre à l'étude des sciences médicales avec déjà ce grand raisonnement et cette forte intelligence, que supposent toujours la connaissance de l'art de bien dire et celui de penser juste; si, dis-je: cet élève ne peut forcer son dégoût aux détails d'une anatomie, au premier coup-d'œil sèche et fastidieuse et d'une physiologie d'abord obscure et incompréhensible, quel sera le sort du malheureux jeune homme, qui, ne pouvant aspirer au grade de Docteur, sort pour la première fois de la maison paternelle sans autre disposition antécédente qu'une envie démesurée de s'instruire? Comme bientôt s'évanouissent ses meilleures résolutions! que peuvent-elles contre l'ennui ou plutôt contre le manque absolu d'intelligence et d'aptitude au travail qu'on lui propose? c'est à vous à nous raconter le résultat funeste de ce contre-temps, vous qui fûtes victimes de cette fâcheuse circonstance; si vous pouviez devant cet auditoire faire parler tous les maux que vous avez endurés, mes observations ne pourraient ailleurs trouver des preuves plus frappantes et plus persuasives. J'ai vu, Messieurs, des élèves suivre indistinctement tous les cours, se rouler avec la multitude dans un vaste amphithéâtre où le murmure continuel qui y règne, empêche la voix du démonstrateur de se faire entendre. D'ailleurs, qu'un ordre éternel préside à ces leçons; comment la mémoire pourra-t-elle faire les frais de retenir tous les détails minutieux qui frappent son oreille? le professeur a cessé de parler et déjà dans le cerveau de l'élève il ne reste plus de traces d'une impression fugitive.

Les cours particuliers de l'école pratique prensentent encore les mêmes inconvéniens; les livres sont d'une sécheresse révoltante et les amphithéâtres n'offrent de tous côtés que des objets dégoûtans à l'élève qui commence; enfin, sans vous fatiguer par de plus amples développemens, c'est à vous, Messieurs, à apprécier tous ces désavantages et bien d'autres encore qu'aisément vous pourrez vous signaler à vous-même, et je me réserve en mon particulier de vous prouver que je trouve dans une nouvelle méthode d'enseignement ce que vous chercheriez en vain au sein des écoles publiques et particulières.

Au milieu de l'avancement rapide des lumières, au milieu des perfectionnemens sans nombre qu'ont depuis plusieurs années subi les divers modes d'instruction propres à chaque science en particulier, tout-à-coup s'est élevée une méthode d'enseignement dont les résultats heureux ont été appréciés et justifiés dès sa naissance, tant est grande l'excellence de cette doctrine. Elle s'est propagée avec une rapidité incroyable, a envahi toutes les nations de l'Europe, et toutes les classes de la société. L'ignorance, l'envie et les préjugés ont voulu étouffer à son berceau le flambeau lumineux qui doit à l'avenir faire participer le riche et le pauvre indistinctement aux avantages précieux et incalculables d'une bonne éducation : vains efforts, dont la défaite complète n'a servi qu'à mettre au jour les prétentions odieuses de ses ennemis et à couvrir de ridicule ses détracteurs. soutenue par la force évidente de la vérité, triomphante des sarcasmes et des attaques de l'impuissance terrassée; l'enseignement mutuel s'est concilié le suffrage de tous les amis des lumières et de l'humanité. Il a trouvé des protecteurs jusque dans la famille des rois, et cette approbation illustre des grands, fait le plus bel éloge de leur générosité et de leur philantropie.

Dois-je dans un tableau fidèle développer tous les avantages de ce nouveau mode d'instruction, peindre sa marche aisée et fertile en grands résultats, ainsi que son application heureuse à divers genres de sciences? Ce serait, hors de propos abuser de votre bienveillance, puisque avec plus de talent mille autres l'ont fait avant moi, et qu'il n'est aucun de vous, Messieurs, qui ne dévance ma pensée en m'épargnant une tâche tout au moins inutile (1). Qu'il nous suffise de dire

---

(1) Ceci n'est que le prélude d'un ouvrage très-détaillé que je me propose de donner incessamment sur

que la médecine dans ses principes élémentaires devient, à l'aide de l'enseignement mutuel, une étude facile, où l'on s'instruit avec agrément et où l'on s'amuse avec instruction. Ici comme ailleurs les succès ne sont pas équivoques; et je puis constater la vérité de ce que j'avance d'après la vérification des faits, l'expérience d'une année et l'exemple d'un petit nombre d'élèves dont l'application infatiguable a favorisé mes intentions, et réalisé mes promesses et mes espérances. A peine connu, quand j'ouvris ce cours pour la première fois, il fallut me concentrer dans un auditoire peu nombreux: notre zèle et notre exactitude n'en furent pas ralentis et nous en recevons aujourd'hui une bien flatteuse récompense, lorsque nous voyons notre enseignement se rouvrir une seconde année

---

l'enseignement mutuel, appliqué à l'étude des principes élémentaires de la médecine.

sous les plus favorables auspices. Espérons assez de l'excellence de notre cause et de la sagesse de nos intentions, pour voir bientôt s'agrandir le nombre et l'émulation des partisans de ces nouvelles idées.

Que notre école daigne favoriser une institution naissante, où l'on apprend aux élèves à connaître tout le prix de ses leçons.

Pour vous, Messieurs, qui daignez honorer de votre présence les premiers essais d'une si louable entreprise, recevez l'expression sincère de mes remercîmens; votre illustre approbation sera notre récompense et notre encouragement.

Et vous aussi, mes premiers disciples, dont la confiance et l'activité répondit si flatteusement à mes travaux et à mes veilles, vous qui vous proposez de m'en payer encore cette année, par un redoublement de zèle et d'assiduité, recevez mes remercîmens. Je veux qu'à l'avenir comme au passé, on doute si vous apportez plus de feu à poursuivre les lumières, que moi, d'ardeur à les propager.

Nota. Les démonstrations de M. Beullac ont lieu tous les jours, à trois heures précises, dans son amphithéâtre, rue des Grands-Augustins, n° 26, faubourg Saint-Germain.